DE

L'HÉMIPLÉGIE

PNEUMONIQUE

DE

L'HÉMIPLÉGIE

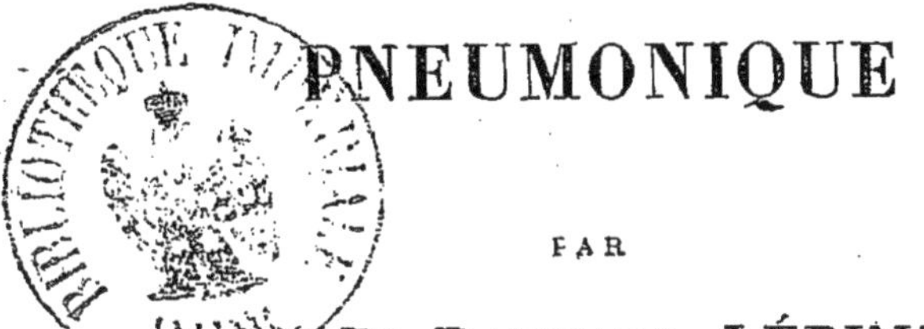

PNEUMONIQUE

PAR

LE Dr RAPHAEL LÉPINE

PRÉPARATEUR DU COURS DE PATHOLOGIE COMPARÉE ET EXPÉRIMENTALE
A LA FACULTÉ DE MÉDECINE DE PARIS,
ANCIEN INTERNE DES HÔPITAUX DE PARIS ET DE LYON,
SECRÉTAIRE DE LA SOCIÉTÉ DE BIOLOGIE,
MEMBRE DE LA SOCIÉTÉ ANATOMIQUE, ETC.

PARIS

J. B. BAILLIÈRE ET FILS

LIBRAIRES DE L'ACADÉMIE IMPÉRIALE DE MÉDECINE

19, rue Hautefeuille, 19

1870

DE

L'HÉMIPLÉGIE

PNEUMONIQUE

« Les phénomènes sympathiques chez le vieillard, dit M. Charcot, prennent quelquefois une tournure tout à fait insolite. C'est ainsi que la pneumonie peut revêtir une forme larvée et se présenter tantôt avec les apparences d'une apoplexie cérébrale avec résolution complète et coma, tantôt sous l'aspect d'une véritable hémiplégie, avec ou sans contracture des membres paralysés. J'insiste tout particulièrement sur ces *hémiplégies pneumoniques,* dont nous avons rencontré plusieurs exemples, M. Vulpian et moi. Elles se terminent habituellement par la mort, et nous avons pu nous convaincre qu'elles ne répondaient à aucune altération encéphalique » (1).

C'est ce qu'avait déjà vu Rostan :

« J'ai fait observer à mes auditeurs, dans mon dernier cours de clinique, une femme, avancée en âge et faible, qui paraissait plongée dans un état comateux avec paralysie et contracture des membres. J'annon-

(1) Charcot, Leçons cliniques sur les maladies des vieillards et les maladies chroniques, p. 19.

çai que cet état pouvait bien n'être que consécutif d'une péripneumonie ou d'une gastro-entérite. Un examen attentif nous fit reconnaître la première de ces affections, et j'eus alors la presque certitude que nous ne trouverions rien dans le cerveau, ce qui fut confirmé par l'ouverture du corps » (1).

On comprend que l'auteur de l'Organicisme ne se soit pas arrêté longtemps à des faits embarrassants pour sa doctrine. M. Andral se préoccupait au contraire de voir souvent démenti à l'amphithéâtre le diagnostic d'une affection cérébrale en apparence le mieux justifié et insistait, dans maint passage de sa Clinique médicale, sur notre impuissance à expliquer leurs symptômes en ne considérant que les lésions.

Les médecins qui ont eu l'occasion de rencontrer des faits analogues ne paraissent pas leur avoir occordé toute l'attention qu'ils méritent. Si quelques-uns les ont signalés, c'est comme preuve de la difficulté du diagnostic et aucun, à ma connaissance, ne s'est efforcé d'en chercher l'explication. C'est cette étude que nous abordons aujourd'hui. Elle sera, en quelque sorte, le complément, imparfait encore, d'un travail antérieur où nous avons signalé l'existence assez fréquente dans la pneumonie de phénomènes vaso-moteurs revêtant quelquefois la forme hémiplégique.

Nous avons recueilli dans le service de M. Charcot

(1) Rostan, Recherches sur le ramollissement du cerveau, 2e édition p. 232.

les observations suivantes. Que ce maître éminent nous permette de lui dire ici notre reconnaissance, heureux, en lui offrant l'hommage de ce modeste travail, de penser que la récolte appartient à la main qui a jeté la semence.

---

§ I. — Observations.

Observation I.

Pneumonie lobaire du côté droit. — Paralysie vaso-motrice des membres du côté gauche; puis, à la fin, paralysie du mouvement du membre supérieur gauche et paralysie faciale du même côté. — Autopsie.

Noop..... âgée de 82 ans, entrée à l'infirmerie de la Salpêtrière (service de M. Charcot), le 20 octobre 1869. Depuis quelques jours elle se plaignait d'un point de côté. Dans la nuit du 19 au 20, elle a quitté son lit; on l'a trouvée dans la cour. Pendant la journée du 20 elle a encore eu du délire d'action; elle est tombée de son lit à deux reprises. Le soir elle a été amenée à l'infirmerie.

Le 21 matin. — On constate l'état suivant : expression d'hébétude de la face ; léger embarras de la parole. Quand on lui demande où elle souffre, elle applique la main sur les fausses côtes du côté droit et marmotte quelques mots, mais elle ne sait où elle est.

La pommette gauche est rouge et chaude; la droite est pâle. A l'auscultation de la poitrine, souffle bronchique dans la fosse sus-épineuse droite; en avant quelques râles sous-crépitants. Dans le reste du poumon, la respiration est naturelle. A la percussion, submatité au sommet du poumon droit en avant et en arrière.

La respiration est à 28; pas d'oppression apparente; le pouls à 96, régulier; la langue un peu sèche; la température de la peau, des membres et du tronc ne paraît pas élevée; la température du rectum est 40° c. — Lav. purgatif; musc.; vésicatoire.

Le soir. — Elle a dormi toute la journée : les deux pommettes sont également chaudes et un peu colorées. Le membre supérieur gauche et le genou gauche sont beaucoup plus chauds que les parties symétriques du côté droit. Les pupilles sont égales. La respiration est à 28 comme le matin, mais haute et un peu bruyante. Le pouls à 104, avec une intermittence toutes les quatre ou cinq pulsations. T. R. 39°,8.

Le 22 matin. — L'état est à peu près le même que hier, sauf qu'il n'y a plus de troubles vaso-moteurs; le pouls a toujours des intermittences. T. R. : 39°, 6. — Le soir la température est la même.

Le 23 matin. — Agitation cette nuit. Les autres symptômes comme les jours précédents. T. R. 40°,2.

Le soir. — Elle s'est levée aujourd'hui et a fait une chute à la renverse. L'oppression n'est pas plus marquée ; souffle et râles sous-crépitants dans la fosse sus-épineuse droite. Pouls à 120, irrégulier; peau plus chaude ce matin. T. R. 40°.

Du 24 au 29 matin. — L'agitation est restée la même ; les autres symptômes n'ont pas varié sensiblement; mêmes signes stéthoscopiques que précédemment; même irrégularité du pouls; la température centrale, a oscillé assez régulièrement autour de 40°. On n'a pas constaté de troubles vaso-moteurs.

Le 29 matin. — On entend dans toute la partie inférieure du poumon droit de gros râles ronflants et sibilants. Le pouls est toujours le même, mais la température est seulement 37°,6.

Le 29 soir. — L'état s'est aggravé : agitation très-grande; 36 respirat. La malade geint à chaque expiration;

elle ne paraît pas pouvoir parler. Le pouls à 120, irrégulier. Pour la première fois, on constate que *l'avant-bras, gauche est algide.* T. R. 39°, 4.

Le 30 matin. — Agitation, plaintes, air égaré. Le bras gauche est appliqué sur le côté de la poitrine; l'avant-bras gauche est un peu tuméfié et manifestement plus chaud que le droit. Quand on le soulève, il retombe, mais non lourdement. Quand on pince la malade, elle se défend presque uniquement avec le bras droit. Pas de différence entre les membres inférieurs sous le rapport de la motilité, de la sensibilité, de l'intensité des mouvements réflexes et de la température. Très-légère paralysie faciale gauche, caractérisée par une faible déviation de la commissure cérébrale à droite, appréciable quand la malade grimace. Peut-être cette légère hémiplégie faciale existait-elle déjà hier. 40 respirations avec râle trachéal, pouls 108, *plus faible qu'hier*; il paraît régulier; petites excoriations aux deux fesses; urine sans dépôt. T. R. 38°,8.

Le soir. — Agitation toute la journée. La malade geint à chaque expiration (48 respirat.); pouls à 120, *presque insensible*. Même état de l'hémiplégie que ce matin avec la seule différence que l'avant-bras gauche est algide. Le membre supérieur droit est très-chaud. T. R. 39°,2.

Le 31 matin. — Agitation, plaintes et cris toute la nuit. Les yeux sont clos; râle laryngo-trachéal; 56 respirat.; la face est rouge, elle est tournée à droite. Le membre supérieur gauche est inerte; il est plus chaud que le droit et plus coloré; sueur visqueuse, plus abondante à gauche. Les membres inférieurs sont froids, surtout le droit; l'eschare de la fesse gauche est plus étendue. (La malade était surtout couchée sur le côté gauche); pouls insensible. T. R. 38°,4.

Mort à quatre heures de l'après-midi.

Autopsie le 2 novembre, quarante heures après la mort. La rigidité cadavérique ne présentait pas hier de différence entre les deux côtés. Il en est de même aujourd'hui.

Couche épaisse du tissu adipeux sous-cutané. La cavité péricardique ne contient pas de liquide.

Le cœur est de volume normal; il est surchargé de graisse. Les cavités droites renferment un gros caillot fibrino-globulaire; le bord libre de la valvule tricuspide est très-épaissi; celui de la valvule mitrale l'est encore davantage; l'endocarde de l'oreillette gauche est épaissie et blanchâtre sur sa paroi postérieure; petit caillot fibrineux homogène dans l'auricule gauche; valvules aortiques normales; aorte non athéromateuse. Le tissu musculaire du cœur est d'une coloration et d'une consistance normales; les parois des deux ventricules ont leur épaisseur ordinaire.

Le poumon gauche est un peu emphysémateux.

Le poumon droit présente une hépatisation rouge de tout le lobe supérieur à l'exception de la petite languette qui forme sa portion la plus inférieure; les ganglions bronchiques correspondants sont tuméfiés et ramollis.

Le foie est normal.

La rate présente un volume assez considérable; elle est un peu molle.

Les reins sont à l'état normal, sauf que l'un d'eux est le siége d'un kyste du volume d'une noisette; leur tissu est parfaitement sain. L'estomac est sain.

Le crâne est à l'état normal.

Liquide céphalo-rachidien très-abondant.

La surface convexe de l'hémisphère droit ne présente pas les fines arborisations vasculaires que l'on remarque sur les parties symétriques de l'autre hémisphère.

L'artère basilaire n'est pas athéromateuse.

Les cérébrales postérieures sont un peu athéromateuses. Du côté droit, il n'existe pas de communicante postérieure visible. La communicante antérieure est très-grêle. La carotide interne à sa terminaison et surtout le tronc de la sylvienne droite sont très-athéromateuses. La lumière de ce dernier vaisseau est très-notablement rétrécie par un caillot fibrineux, homogène, blanchâtre.

Les deux hémisphérées coupés en tranches fines ne présentent pas de différence sous le rapport de la coloration ou de la consistance. Les noyaux de substance grise (corps striés, couches optiques) sont parfaitement sains; ils ne sont pas le siége de lacunes.

Ainsi, pour résumer en quelques mots l'observation précédente, nous voyons qu'au début, la pneumonie s'est manifestée par du délire d'action; puis est survenue une paralysie vaso-motrice des membres du côté *gauche*, qui n'a pas duré plus d'un jour. Le 29, matin, après trois jours révolus, pendant lesquels la maladie n'avait rien présenté de particulier, la température centrale s'est abaissée au degré normal; mais ce n'était pas là une défervescence : dès le soir la température s'était élevée de nouveau à 39°,5, et le membre supérieur *gauche* présentait une algidité qui le lendemain alternait avec un excès de chaleur, en même temps qu'il était atteint de paralysie incomplète de la motilité et que se montrait une paralysie faciale du même côté. L'autopsie a permis de constater une ischémie relative des parties qui reçoivent le sang de l'artère sylvienne du côté *droit*. Cet état d'ischémie était expliqué par un rétrécissement athéromateux notable de cette artère; un caillot fibreux, paraissant remonter à quelques jours, contribuait encore à rétrécir la lumière du vaisseau.

Observation II.

Pneumonie lobaire du côté droit. — Troubles vaso-moteurs des membres du côté droit, puis paralysie faciale et déviation de la tête à droite ; à la fin, paralysie du mouvement du membre supérieur du même côté. — Autopsie.

Mon..... âgée de 89 ans, entre à l'infirmerie de la Salpêtrière (service de M. Charcot), le 7 avril 1867 ; cette femme n'a pas d'infirmités. Le 5 avril, au matin, on a remarqué qu'elle avait la face rouge, qu'elle était somnolente et ne parlait pas. Cet état a été passager et elle allait bien le 6 et le 7 matin ; mais le soir elle est tombée dans un état de torpeur et on l'a amenée à l'infirmerie.

Le 8 matin. — Elle est un peu assoupie, on la réveille facilement en lui adressant la parole, et elle répond alors machinalement qu'elle va bien ; les pupilles sont égales, la langue n'est pas sèche ; elle remue également bien les quatre membres qui ne présentent d'ailleurs pas de rigidité ; les membres du côté droit sont plus chauds que ceux du côté gauche. 28 respirations régulières ; pouls à 96, irrégulier ; petite excoriation de la fesse droite, la malade a uriné dans son lit. La température du rectum : 38°, 9 c.; celle de l'une des aisselles : 38°.

Le soir. — Même état de somnolence ; lorsqu'on la découvre, elle marmotte quelques mots. Comme ce matin, les membres sont plus chauds à droite qu'à gauche. Les deux pommettes ne présentent rien d'anormal. 24 respirations ; pouls à 92, irrégulier. T. R.: 38°,1 ; T. axillaire droite : 37°,5 ; T. ax. g.: 37°, 3.

Le 9 avril matin. — La malade est réveillée ; l'expression de la physionomie est tout à fait naturelle ; la température paraît égale aux deux membres supérieurs ; mais le genou droit est toujours plus chaud que le gauche ; pouls à 88. T. R. : 37° ; T. axill. droite : 36°,9 ; T. axill. g. : 36°, 8.

Le soir. — La face est rouge, la respiration bruyante, pouls à 100, régulier. T. R.: 38°,6; T. axill. droite: 38°,6; T. axill. g. 38°,4, mais la main droite elle-même est moins chaude que la main gauche. Une heure plus tard, les deux mains avaient à peu près la même température.

Le 10 matin. — Assoupissement; chaleur générale de la peau; pouls à 104. T. R.: 39°,5; T. axill. droite: 39°,1; T. axill. g.: 38°,6.

Le soir. — On ne peut la tirer de l'état comateux où elle se trouve. La face est très-rouge; les pupilles sont égales, les paupières abaissées; 44 respir.; pouls à 96, très-irrégulier; chaleur générale de la peau avec moiteur. T. axill. droite: 39°6.; T. axill. g.: 39°,4. Comme hier soir, la main gauche est la plus chaude, sa température est: 39°,4; tandis que celle de la main droite est: 39°. Les deux membres inférieurs sont chauds. Au moment où on les a découverts, le droit l'était davantage; un thermomètre ayant été placé alors dans chacun des creux poplités, on a obtenu les chiffres suivants: T. du côté droit: 38°,2; T. du côté g.: 37°,4. Au bout de cinq minutes, les deux membres inférieurs s'étaient refroidis, et le *droit* avait une température inférieure au membre *gauche*. T. R.: 40°,1.

11 matin. — Assoupissement permanent; la malade, quand on l'interpelle, ne profère que quelques paroles incompréhensibles. Les pommettes ne sont pas colorées, elles sont un peu froides; les pupilles sont égales; 28 respirations; pouls à 68, très-irrégulier. T. des aisselles du côté droit: 38°,2; du côté gauche: 37°,8; T. des mains droite: 35°,8; à gauche: 35°,4. Les membres inférieurs ne sont pas chauds, surtout le gauche, après quelques minutes d'exposition à l'air. Les urines ne présentent pas de dépôt et ne renferment pas d'albumine.

Le soir. — Même assoupissement. Elle geint par moments et remue les membres des deux côtés également; 28 respirations; pouls à 92; T. R.: 38°,8; de l'aisselle droite: 38°,3; de l'aisselle gauche: 37°,8, mais la main droite est la plus froide, sa temp. est : 35°, tandis que celle de la gauche est : 35°,6.

Le 12 matin. — La malade est plus réveillée. T. R.: 38°,4; de l'aisselle droite : 37°,9 ; de l'aisselle gauche : 37°,7. Les deux mains sont peu chaudes toutes deux ; leur temp. est : 31°. Quelques instants après que la malade avait été découverte, le membre inférieur gauche s'était beaucoup refroidi. A l'auscultation de la poitrine, râles sibilants fins des deux côtés et râles sous-crépitants du côté droit ; petite eschare sur la fesse droite.

Le 13 matin. — La malade est toujours bien éveillée ; elle remue ses quatre membres; mais elle parle comme une personne avinée, et l'on constate une légère paralysie faciale du côté droit : la commissure labiale gauche est tirée en haut ; le sillon naso-labial est effacé à droite ; la narine gauche est plus large, et le lobule du nez est plus élevé du côté droit; pouls à 92, irrégulier. T. R.: 38°,4 ; de l'aisselle droite : 37°,4 ; de l'aisselle gauche : 37°, mais la main droite est plus froide que la gauche ; sa temp. est : 32° ; tandis que celle de la gauche est : 33°,4. Le membre inférieur droit est plus chaud que le gauche.

Le soir. — Même état, T. R. : 38°,4 ; de l'aisselle droite : 38° ; de l'aisselle gauche : 37°,9.

Le 14 matin. — Même état qu'hier ; seulement on note que le bras droit est un peu raide, et, fait remarquable, la température de l'aisselle droite est seulement : 36°,9, celle de l'aisselle gauche étant 37°,1. La main droite est aussi plus froide que la gauche : sa temp. est : 34,4 ; celle de la main gauche : 35°,4. Le membre inférieur droit est aussi moins chaud que le gauche quand on découvre la malade, et au bout de quelques instants, la différence s'est encore accusée davantage, le pouls est à 84 ; la respiration à 28.

Le soir. — La face est rouge. T. R.: 38°,2 ; de l'aisselle droite : 37°,6 ; de l'aisselle gauche : 37°,1 ; de la main droite : 34°,8 ; de la main gauche : 34°. Le membre infé-

-rieur droit paraît, toutefois, un peu moins chaud que le gauche.

15 matin. — La malade est maintenant dans un état de torpeur; elle répond d'une manière inintelligible; les membres paraissent au premier abord dans un état de demi-résolution, mais ils ne sont pas paralysés; car la malade peut tenir élevées ses deux mains : il en est de même pour les deux membres inférieurs. La sensibilité est partout conservée. Pouls à 92, faible, avec des intermittences; T. R. : 38°,2; de l'aisselle droite : 37°,3; de l'aisselle gauche : 37°,2. Le membre inférieur droit est moins chaud que la gauche.

Le soir. — La malade est un peu somnolente, le pouls à 84, irrégulier; T. R. : 38°,6; celle de l'aisselle droite : 38°,1; de l'aisselle gauche : 37°,4, mais la température de la main droite est : 34°,5 seulement, tandis que celle de la main gauche est : 36°,2. Le membre inférieur droit (cuisse et genou), comme la plupart des jours précédents, est aussi moins chaud que le gauche. Toutefois on remarque que les pieds sont tous deux chauds, et le droit plus que le gauche.

16 matin. — La face regarde à droite, et si on la tourne à gauche, elle revient à sa position primitive au bout de quelques instants. Les yeux regardent aussi à droite, et il y a du nystagmus, les pupilles sont contractées. La malade est somnolente, elle répond cependant. Pour la première fois, on constate que le membre supérieur droit retombe inerte quand on l'abandonne et que la malade ne peut le soulever; tout au plus peut-elle faire exécuter quelques mouvements fort légers à la main. La motilité du membre supérieur gauche est intacte. Quant aux membres inférieurs, ils ne sont pas paralysés. Le membre supérieur droit, y compris la main, est plus chaud que le gauche; le membre inférieur droit (genou et cuisse) est au contraire plus froid que le gauche. Les deux pieds sont chauds. T. de l'aisselle droite : 37°,2; de l'aisselle gau-

che : 36°,8. T.R. : 38°,5.; 40 respirat.; pouls à 84, faible et irrégulier. A la percussion, matité à droite dans toute la hauteur, et l'on n'entend pas la respiration de ce côté, tandis qu'on l'entend à gauche.

Le soir. — Coma profond, peau couverte de sueur. La face est pâle et dirigée à droite; résolution générale des membres, pouls insensible; 40 respirations. T. R.: 39°,5; T. des deux aisselles: 38°,6. Le membre inférieur droit est froid. Mort dans la nuit.

Autopsie. — Le lobe supérieur et le lobe moyen du poumon droit présentent une hépatisation rouge et grise, par places. Le feuillet viscéral de la plèvre est revêtu d'une mince fausse membrane au niveau des partis hépâtisées. Les ganglions bronchiques correspondants sont tuméfiés et ramollis. Le lobe inférieur est congestionné. Le poumon gauche est sain.

Le cœur est de volume ordinaire; le tissu musculaire paraît sain; les orifices ne sont ni rétrécis ni insuffisants. L'aorte est volumineuse et très-athéromateuse. Les cavités droite et gauche du cœur ainsi que les vaisseaux pulmonaires renferment des caillots fibrino-globulaires.

Le foie, la rate et les reins ne présentent rien d'anormal.

Encéphale. (Comme dans les derniers jours de la vie, la tête du sujet reposait sur la bosse pariétale droite.) Dans le sinus latéral droit se trouve un petit caillot fibrineux *récent*, ne remplissant pas complétement la cavité du sinus. Un petit caillot semblable, filiforme existe dans le sinus longitudinal supérieur.

Le liquide sous-arachnoïdien est très-abondant; les veines de la pie-mère sont assez volumineuses. La terminaison des carotides, surtout à gauche, est notablement athéromateuse; mais les artères de l'hexagone et leurs branches sont entièrement exemptes d'athérome. L'encéphale coupé en tranches fines et examiné avec le soin le plus minutieux, ne présente pas de lésions appréciables sous le rapport de la coloration et de la consistance.

Cette observation offre avec la précédente de nombreuses analogies. L'un des membres supérieurs, le droit, après avoir été le siége pendant plusieurs jours de troubles vaso-moteurs fort remarquables a été finalement atteint de paralysie du mouvement. Tandis que la température de l'aisselle droite est restée pendant toute la durée de la maladie plus élevée que celle de l'aisselle gauche (sauf un seul jour où s'est montrée une contracture passagère du bras, le lendemain de l'apparition de l'hémiplégie faciale), la main droite était fréquemment algide, probablement à cause d'une irritation des nerfs vaso-moteurs. Peut-être faut-il attribuer à la même cause l'état de refroidissement relatif du membre inférieur droit qui a été plusieurs fois observé *au moment* où l'on découvrait la malade. Quant aux variations relatives de température qu'ont parfois présentées les deux membres inférieurs, *quelques instants après* qu'ils avaient été simultanément découverts, elles peuvent être observées chez tous les hémiplégiques. Elles résultent, ainsi que je l'ai montré dans un autre travail, de ce que les actions vaso-motrices qui se passent dans la peau au moment où la température du milieu ambiant est modifiée, s'effectuent dans un membre paralysé plus lentement et moins complétement que dans un membre sain (1); d'où il suit qu'à un certain degré de refroidissement, le membre paralysé habituellement le plus chaud, peut devenir momentanément le plus froid, parce qu'il *réagit* moins vite et moins bien. C'est ce qui a eu lieu à plusieurs reprises chez notre malade.

Il se pourrait même à la rigueur, que l'état de refroidissement relatif du membre *inférieur* droit que l'on a constaté chez cette malade *au moment même* où on la découvrait, tient à ce qu'elle aurait été couverte d'une manière insuffisante et qu'il ne dépendit pas d'une irritation des nerfs vaso-moteurs. Mais sur ce point je dois rester dans le doute.

Je désire encore faire remarquer dans l'observation précédente la *déviation de* la *tête* et *des yeux*. On sait que ce phénomène sur lequel l'attention a été attirée par M. Vulpian, et par son élève, M. le Dr Prévost, s'observe fréquemment « dans les cas de lésion cérébrale unilatérale, que la lésion siége dans les hémisphères cérébraux, les corps striés, les couches optiques, le cervelet ou les diverses parties de l'isthme cérébral, que ce soit une hémorrhagie ou un ramollissement » (2). L'existence de ce symptôme en l'absence de lésions visibles de l'encéphale n'est pas plus surprenante que celle de la paralysie. C'est un phéno-

(1) R. Lépine, Note sur les variations de température des membres paralysés relativement aux membres sains. Mémoires de la Société de biologie, 1868.

(2) Vulpian, Leçons sur la physiologie du système nerveux, 1866, p. 588.

mène de l'attaque apoplectique. On peut le voir apparaître, comme l'hémiplégie elle-même, dès le début de l'ischémie qui aboutira ultérieurement à un ramollissement, en d'autres termes longtemps avant que le tissu nerveux présente aucune altération appréciable (1) ; mais j'appelle l'attention sur le côté de la déviation. Il est tout à fait exceptionnel que la face et les yeux se dirigent du côté de l'hémiplégie. Ce n'est que dans les lésions du mésocéphale que M. Prévost a parfois observé cette exception à la règle (2). Or, si nous considérons que les troubles vaso-moteurs, si prononcés dans le membre *supérieur* droit, ont consisté en une algidité et en une chaleur anormales qui alternaient tour à tour, phénomènes qui, d'après M. Brown-Séquard, se montrent quand le mésocéphale est en cause, nous aurons un double motif pour supposer chez notre malade une lésion, tout au moins fonctionnelle, de cette partie de l'encéphale.

Observation III.

Pneumonie lobaire gauche. — Hémiplégie gauche complète avec flaccidité. — Déviation de la tête et des yeux à droite. — Autopsie.

Av..... âgée de 71 ans, entrée l'infirmerie de la Salpêtrière le 16 novembre 1867 (service de M. Charcot.) Depuis huit jours seulement elle était malade ; elle ne mangeait

(1) Voir une observation que j'ai publiée dans les Archives de physiologie, 1869, p. 669.

(2) J.-L. Prévost, De la Déviation conjuguée des yeux et de la rotation de la tête. Thèse de Paris, 1866, p. 127, et Archives de physiologie, 1869, n° 2, p. 322.

plus Toutefois elle a continué jusqu'à hier à travailler. Ce matin elle n'a pas pu se lever ; on a remarqué qu'elle paraissait avoir de la fièvre et qu'elle avait beaucoup de difficulté à parler. A onze heures du matin elle a été dans l'impossibilité absolue de s'exprimer; et, sans qu'on se soit aperçu qu'elle fût paralysée, elle a perdu *progressivement* connaissance.

A six heures du soir, on constate l'état suivant : Coma; mais, lorsqu'on interpelle très-vivement la malade, elle entend, car le visage prend une expression d'impatience. La respiration est très-bruyante, surtout l'expiration, 36 par minute. La malade fume la pipe avec la joue gauche. Le pouls est à 96, régulier. La température du rectum : 40°,2. C. La peau n'est nullement chaude.

La tête est très-fortement déviée; la face regarde à droite. Les yeux ne le sont pas sensiblement et les pupilles sont normales. Le bras gauche retombe comme une masse inerte. Si on la pince, la malade ne le retire pas, tandis qu'elle retire le bras droit.

Pour les membres inférieurs, la motilité paraît intacte à droite; à gauche, au contraire, le membre ne se meut que péniblement quand on le pince; mais les mouvements réflexes déterminés par le chatouillement de la plante des pieds sont très-énergiques des deux côtés. Pas de différence de température, sensible entre les membres des deux côtés.

17 matin. — La malade est dans un état de somnolence moins profond qu'hier. Quand on lui ordonne de soulever les membres, elle soulève ceux du côté droit; ceux du côté opposé restent tout à fait immobiles. Elle répond par quelques grognements et ne peut articuler aucune parole. La face est tournée à droite comme hier; les yeux sont actuellement dirigés à droite; ils sont habituellement clos; un peu de nystagmus. La face est un peu pâle. Respiration haute avec contraction des scalènes et des sterno-mastoïdiens; un peu de râle laryngo-trachéal; 36 par mi-

nute. Pouls *faible*, à 104. T. R. : 39°. 7 ; T. axill. gauche : 39°, 3; T. axill. dr. : 39°, 1.

La peau du membre supérieur gauche est beaucoup plus chaude que celle du droit; après quelques minutes d'exposition à l'air, cette différence a beaucoup diminué. Entre les deux membres inférieurs il n'y a pas, au moment où on les découvre, une différence appréciable de température; mais, quelques minutes plus tard, le genou gauche s'était refroidi un peu plus que le droit.

Râles ronflants dans toute l'étendue de la poitrine; matité dans la fosse sus-épineuse gauche.

Le soir. — Somnolence, mais la malade peut parler; elle se plaint de souffrir « de la tête, *du côté gauche*, » et elle y porte la main droite. Elle dit encore qu'elle a soif, qu'elle souffre partout et *qu'elle n'a pas de point de côté.* » La respiration est très-bruyante à 40; le pouls à 104, assez régulier. T. R. 39°,6; T. axill. gauche : 38°,8; T. axill. dr. : 38°,3.

18 matin. — Même déviation qu'hier de la face et des yeux; paralysie faciale du côté gauche très-prononcée; même paralysie des membres du côté gauche. La malade est plus réveillée qu'hier : elle répond aux questions. 36 respirations; pouls à 96, régulier. T. R. : 39°,4.

Le soir. — L'état est le même; la respiration toujours embarrassée à 38; pouls régulier à 108. T. R. : 39°,4. T. de l'aisselle gauche : 38°,7; de l'aisselle droite : 38°, 4. La paralysie des membres du còté gauche est toujours complète, et pour la première fois on constate en découvrant la malade que le membre inférieur gauche est notablement plus chaud que le droit; les mouvements dans le genou gauche sont douloureux.

19 matin. — Même état : la malade a sa connaissance; mais la respiration est toujours très-gênée. Le genou gauche renferme une quantité notable de liquide.

Le soir. — Les yeux sont fermés; la malade parle moins bien; respiration pénible et fréquente; râles sous-crépitants aux deux bases, surtout à gauche; la peau est chaude partout; le pouls à 116, régulier. T. R. : 39°,7; T. ; de l'aisselle gauche : 39°, 2; de l'aisselle droite : 38°,8.

20 matin. — Coma profond; râle laryngo-trachéal; respiration accélérée avec contraction énergique des sterno-mastoïdiens. Pouls à 108, petit, avec des intermittences. Résolution générale; le chatouillement de la plante des pieds détermine des mouvements réflexes à gauche. L'hydarthrose du genou gauche persiste. T. R. : 40°, 3.

Le soir (à 4 heures). — Chaleur et moiteur générale de la peau. T. R. : 40°,8; T. de l'aisselle gauche : 40°, 2; de l'aisselle droite : 40,1. Pouls à 124, très-mou. La déviation de la tête persiste.

Mort à dix heures du soir.

A minuit et le 21 à neuf heures du matin, la température de la peau du membre supérieur est relativement plus élevée à gauche qu'à droite. La rigidité cadavérique (à neuf heures) est égale des deux côtés. Le lendemain 22, la rigidité persiste dans le membre supérieur droit; elle manque presque complétement dans le gauche.

Autopsie.—Les deux poumons pèsent ensemble 1,600 gr. Hépatisation rouge (et grise par places) du bord postérieur du poumon gauche dans toute sa hauteur. Engouement de la base du poumon droit. Le cœur est un peu surchargé de graisse, il pèse 300 gr. Les orifices sont sains et ses parois sont à l'état normal.

Le foie, la rate et les reins sont sains.

L'articulation du genou gauche ne renferme plus une quantité exagérée de liquide; mais la synoviale est légèrement injectée, surtout au niveau des ligaments croisés. Cette rougeur n'existe pas à droite.

Encéphale : Liquide céphalo-rachidien très-abondant. — Les artères de la base de l'encéphale et leurs branches sont toutes très-athéromateuses; quelques-unes sont notablement rétrécies, mais aucune ne présente d'oblitération. Dans plusieurs d'entre elles on rencontre de petits caillots qui ne remplissaient pas complétement leur calibre. La pie-mère est assez injectée, peut-être davantage du côté droit (?).

L'encéphale tout entier a été coupé en tranches fines. nulle part on n'a pu constater la moindre altération du tissu nerveux.

Ce cas diffère un peu des deux précédents; ici le membre inférieur était atteint de paralysie du mouvement, et peu d'heures ont suffi pour que l'hémiplégie s'établît. Les autres symptômes ont aussi paru identiques avec ceux que produit une lésion organique de l'encéphale. Une autopsie attentive a cependant démontré l'absence absolue de tout ramollissement; la lumière de plusieurs branches artérielles était seulement rétrécie.

Ces trois faits sont les seuls que j'aie observés.

En résumé, on peut donc voir, *au début* ou *dans le cours* d'une pneumonie, (je ne m'occupe pas des *paralysies de la convalescence*,) en l'absence de lésion organique grossière, des accidents apoplectiques à forme hémiplégique se développer plus ou moins sourdement, précédés de troubles vaso-moteurs dans les parties qui seront frappées de paralysie de la motilité, ou bien apparaître d'une manière assez brusque, accompagnés de déviation de la tête et des yeux, etc. Ces accidents, dont la symptomatologie est sans doute beaucoup plus variée que ne le montrent les trois observations qui précèdent, se rattachent à la pneumonie par les liens d'une causalité non douteuse: ils sont postérieurs à son début et peuvent s'aggraver en même temps qu'elle augmente.

Reste maintenant à expliquer leur mode de production.

§ II. Physiologie pathologique.

Lorsqu'à l'autopsie d'un malade ayant présenté des symptômes analogues à ceux que nous venons de mentionner, on ne peut reconnaître, malgré le soin le plus minutieux, aucune lésion cérébrale *récente* qui puisse expliquer ces symptômes, n'est-on pas fondé, comme le pensait M. Andral, à appeler à son aide « le jeu des sympathies» ? On est, de nos jours, d'autant mieux en droit d'invoquer les actions réflexes, que leur existence, fondée sur une expérimentation rigoureuse, s'impose à l'esprit avec tous les caractères de la certitude, et qu'elles ont pris en pathologie, grâce aux travaux d'un savant illustre, M. Brown-Séquard, une importance inattendue.

La pneumonie est certainement l'une des affections chez lesquelles les actions réflexes entrent le plus souvent en jeu ; et, sans parler de phénomènes qui paraissent de nature irritative (1) et qui par conséquent ne sont pas de mon sujet, je me borne à rappeler qu'elle amène fréquemment des troubles vaso-moteurs plus ou moins persistants dont la nature paralytique ne saurait être mise en doute.

(1) M. Roque vient de signaler l'existence fréquente d'une légère dilatation de la pupille du côté correspondant à l'affection pulmonaire. (Comptes-rendus de la Société de biologie, 1869.)

J'ai montré dans un travail récent (1) que l'on peut, par l'irritation du poumon, produire expérimentalement des effets du même ordre. L'injection de quelques gouttes de certains liquides dans le poumon d'un lapin, d'un chien, d'un cochon d'Inde, détermine, du côté correspondant, au bout de quelques secondes, un clignement plus ou moins durable, du larmoiement et parfois un léger rétrécissement de la pupille. M. Brown-Séquard avait depuis longtemps observé ces phénomènes, mais moins prononcés, après la section d'une moitié latérale de la moelle et même après la section du nerf sciatique. D'après lui, l'occlusion partielle de l'œil s'expliquerait par une légère rétraction du globe vers le fond de l'orbite, déplacement amené par la paralysie du muscle orbitaire de H. Müller qui est, comme on sait, innervé par le sympathique (2). Je n'aborde pas ici la question de savoir par quelle voie l'irritation parvient à la moelle, ayant le dessein de laisser de côté les faits qui présentent un intérêt purement physiologique.

De tous ces phénomènes réflexes sous la dépendance d'une lésion pulmonaire, les seuls qui touchent de près à l'hémiplégie, objet de notre étude, ce sont les troubles vaso-moteurs des membres sur lesquels j'ai le premier attiré l'attention.(3) Je les avais d'abord étudiés sur des vieillards de la Salpetrière, mais je

(1) Comptes-rendus de la Société de biologie, avril 1870.

(2) Zeitschrift für wissen. Zoolog., Bd. X.

(3) Sur l'Existence de troubles vaso-moteurs des membres, etc. (Mémoires de la Société de biologie, 1867).

les ai depuis plusieurs fois observés sur des adultes atteints de pneumonie franche. On les voit aussi assez fréquemment chez des phthisiques. Ils occupent un membre, surtout le membre supérieur, quelquefois les deux membres du même côté et se manifestent par un excès de chaleur de la peau, alternant parfois avec de l'algidité. Ils sont beaucoup plus mobiles que lorsqu'il existe une lésion matérielle de l'encéphale.

C'est là exactement ce que nous avons vu dans nos deux premières observations. Seulement une paralysie de la motilité est venue s'y ajouter au bout de quelques jours. *A priori* on conçoit qu'une influence réflexe puisse causer aussi bien une paralysie de la motilité qu'une paralysie vaso-motrice. En fait, nous les voyons liées l'une à l'autre. Cela étant, pourquoi donc l'hémiplégie pneumonique ne serait-elle pas purement et simplement de nature réflexe? (1).

Mais quelque rationnelle que soit cette hypothèse, quelque appui qu'elle trouve dans l'analogie, je ne puis actuellement la considérer comme absolument démontrée. Une raison sérieuse me retient : l'hémiplégie pneumonique ne se voit guère que chez le

(1) Je n'accorde aucune valeur décisive à l'objection que l'on pourrait tirer de ce fait que l'hémiplégie ne siége pas toujours d'un certain côté par rapport à la pneumonie. On a observé depuis longtemps que la rougeur de la pommette peut exister du côté opposé à celui qu'elle affecte d'ordinaire (et qui est le côté correspondant à la lésion du poumon). J'ai fait pour les troubles vaso-moteurs des membres une remarque semblable. Enfin, s'il était besoin d'une nouvelle preuve, je pourrais dire que, tout récemment, j'ai vu chez un lapin les phénomènes oculaires qui suivent l'irritation du poumon se montrer du côté opposé. L'autopsie, faite immédiatement, m'a montré l'intégrité parfaite du poumon du côté correspondant.

vieillard; on ne l'observe que par exception chez l'adulte (1), ou chez l'enfant.

Comment la vieillesse peut-elle être une condition presque essentielle de sa production? L'excitabilité réflexe serait-elle dans certains cas plus grande à cet âge de la vie? Où ne serait-ce pas que les organes se trouvent alors dans un état un peu différent de celui qu'ils ont chez l'adulte? Un examen attentif des résultats nécroscopiques semble donner un appui à cette idée. Chez nos malades, les vaisseaux de l'encéphale présentaient un état athéromateux. Or, cet état, à des degrés différents, est si commun chez les vieillards que l'intégrité absolue de leur système artériel, notamment dans l'encéphale, est une exception des plus rares.

L'influence fâcheuse qu'exerce l'athérome sur la circulation en aval est assez connue pour que je puisse me dispenser d'insister. Alors même qu'il ne rétrécit pas sensiblement la lumière du vaisseau, il absorbe une quantité de la force d'impulsion bien plus grande qu'un vaisseau doué de son élasticité normale (Marey).

Il est vrai qu'une hypertrophie dite compensatrice du ventricule gauche peut apporter à la circulation le renfort nécessaire; l'énergie fonctionnelle du cœur croît avec les besoins. Mais cet heureux résultat ne peut évidemment se produire si la dégénération athéromateuse est localisé; si elle est limitée à l'encéphale, par exemple, ce qui est très-fréquent. Voilà donc un motif pour que la circulation y soit plus compromise que partout ailleurs.

(1) Voir : Handfield Jones (Studies on functional nervous Disorders, 1870, p. 58), et M. Macario (Gaz. méd., Paris 1858, p. 85, obs. V.)

Il est donc certain que la circulation cérébrale s'effectue chez un grand nombre de vieillards d'une manière imparfaite ou tout au moins précaire. Elle suffit à la nutrition du tissu dans l'état ordinaire ; mais vienne une cause perturbatrice, elle pourra être insuffisante pour son fonctionnement normal. Beaucoup de vieillards sont donc *prédisposés* à des accidents cérébraux. Une cause occasionnelle, une influence réflexe pourra faire éclater les accidents.

Une pneumonie peut encore de plusieurs autres manières, provoquer le développement d'une ischémie imminente. Elle peut amener, indirectement par *inopexie*, la formation de caillots dans les artères cérébrales. Des caillots dus certainement à cette cause sont signalés dans l'observation I et dans l'observation III. Examinés minutieusement, ils paraissaient, autant qu'on en puisse juger, remonter à quelques jours. Ils étaient à coup sûr plus résistants que les caillots fibrineux filiformes que l'on trouve toujours en pareil cas dans le sinus longitudinal supérieur.

L'abaissement de la tension dans le système artériel qu'amènent chez le pneumonique l'état fébrile, l'abstinence et quelquefois aussi un certain degré de parésie cardiaque, accroît la tendance à l'ischémie qui peut exister dans certaines parties de l'encéphale, dans celles notamment qui reçoivent leur sang d'un vaisseau athéromateux. Nous avons, mon collègue et ami M. Carville et moi, étudié cette influence dans quelques expériences qui seront prochainement publiées.

On conçoit qu'un sang très-peu riche contribue à troubler la nutrition de parties qui ne reçoivent qu'une quantité insuffisante de sang. Or, il n'est pas douteux que chez le vieillard pneumonique l'appauvrissement du sang ne soit considérable. L'expérience suivante que j'ai faite avec M. Carville peut donner quelque idée des altérations que subit le sang sous l'influence combinée de l'inanition et d'une pneumonie. Les analyses du sang ont été pratiquées par M. Bouchard, agrégé de la Faculté, à l'aide d'une nouvelle méthode dont il a fait connaître le principe dans une récente communication à la Société de biologie et qui paraît appelée à rendre de grands services dans les recherches hématologiques.

Expérience. — Le 30 mars 1870, on pratique sur un chien terrier adulte bien portant, pesant 7,250 gr., une saignée de 250 gr. Le lendemain, l'animal va bien; il a bu et mangé depuis hier. On fait une nouvelle saignée de 40 gr. (pour le dosage du sang), et l'on prend (dans la crurale) la tension avec le kymographion de Ludwig; elle est de 100 millimètres de mercure. On pratique alors la trachéotomie et à l'aide d'une sonde on injecte dans l'une des branches de la bronche droite environ 50 gr. d'alcool. (La tension tombe aussitôt après l'injection à 66 millimètres; quelques instants après, elle remonte à 108 millimètres.) L'animal est soumis dès lors à une abstinence absolue.

Le 3 avril. — L'animal est très-affaibli. La tension (prise dans la crurale du côté opposé) est de 60 millimètres. T. R : 38°,9; diarrhée. Saignée de 30 gr. (pour le dosage du sang). L'animal meurt le lendemain matin.

Autopsie. — Dans le poumon droit, noyau du volume

d'un petit œuf de poule, dur, jaunâtre, homogène, absolument privé d'air, entouré d'une zone étroite d'hépatisation rouge qui, en plusieurs points commençait à se séparer de la masse centrale (infarctus). M. le professeur Vulpian, qui a bien voulu examiner la pièce, a constaté que les vaisseaux pulmonaires étaient oblitérés par un bouchon fibrineux.

Voici maintenant d'une manière sommaire les résultats de l'analyse que je dois à M. Bouchard.

« Poids de la masse totale du sang le 30 mars : 624 gr. (C'est à peu près le douzième du poids de l'animal.) Poids de ses globules frais : 340 gr. — Le 31, après les deux saignées, l'animal n'a plus que 190 gr. de globules frais. — Le 3 avril, il n'en a plus que 109 gr. (Il a perdu 81 gr., soit près de 43 0/0 des globules existant le 31 mars.) »

Composition du sang (pour 1,000) :

	Le 30 mars.		Le 31.		Le 3 avril.	
Sérum.. . . .	455	3	670	1	815	1
Fibrine.. . . .	2		3	6	10	5
Globules frais.	543	7	326	3	174	4

Les conditions où se trouvait l'animal en expérience ne sont pas, je l'avoue, celles d'un malade atteint de pneumonie. Ce dernier n'est pas soumis à une abstinence absolue; de plus le chien avait dû subir la veille une saignée considérable (pour le dosage de la masse de son sang). Mais, d'autre part, l'exsudat qui entourait l'infarctus n'était pas, à beaucoup près, relativement aussi considérable que celui qui constitue chez nos malades une pneumonie lobaire un peu étendue.

Afin d'évaluer le poids de ce dernier, j'ai pesé séparément les deux poumons dans huit cas de pneumonie lobaire unilatérale :

	Poumon sain.	Poumon malade.
N° 1	335 gr.	740 gr.
2	320	660
3	310	900
4	280	785
5	360	720
6	395	715
7	500	1180
8	250	1310

La différence de poids entre les deux poumons ne donne pas d'une manière certaine le poids de l'exsudat, d'abord parce que les deux poumons ne pèsent pas exactement autant l'un que l'autre, ensuite parce que la quantité de sang contenue dans les vaisseaux pulmonaires peut être plus considérable du côté malade. En tenant compte de ces causes d'erreur, on voit néanmoins que le poids de l'exsudat atteint généralement 500 gr. et qu'il peut dépasser de beaucoup ce chiffre ; encore n'ai-je pas fait figurer dans le relevé précédent un neuvième cas qui est tout à fait exceptionnel ; les deux poumons étaient malades ; l'un pesait plus de 500, et l'autre 1,700 gr.

Je ne saurais dire quelle quantité de sang est employée à la formation d'une masse aussi considérable.

Elle est nécessairement de beaucoup supérieure à

celle de l'exsudat. Ce dernier soustrait donc au sang une quantité énorme de matériaux; il l'appauvrit comme ferait une saignée excessivement copieuse. Les organes hématopoiétiques sont-ils chez le vieillard en état de réparer en peu de temps les pertes que le sang a subies?

Dans les huit cas précédents le poids de la rate a oscillé entre 55 et 85 gr. (1). Celui du foie a été compris entre 720 et 1,320 gr. En moyenne, il n'atteint pas 1,000. Quant aux ganglions lymphatiques, on sait qu'ils sont très-atrophiés chez le vieillard. Que l'on compare ces chiffres à ceux qui représentent le poids normal de ces organes chez l'adulte.

Je ne veux pas exagérer l'influence que peuvent exercer l'abaissement de la tension et l'appauvrissement du sang, et je les considère comme des causes adjuvantes d'un ordre très-secondaire. Ce n'est que d'une manière tout à fait exceptionnelle qu'elles pourraient être l'occasion d'une hémiplégie (2).

C'est à dessein que, parmi les causes précédentes,

(1) Ce poids si faible de la rate semble montrer (ainsi que la consistance, etc.) que cet organe n'est pas dans la pneumonie le siége d'un travail formateur de globules blancs bien considérable. Mais, qu'on veuille bien le remarquer, cela ne prouve nullement que les globules blancs renfermés dans l'exsudat aient été formés dans les alvéoles pulmonaires et ne puissent provenir du sang.

(2) J'emprunte à M. Gintrac (Cours théorique et clinique de pathologie interne, VI, p. 546) le fait suivant dont je ne donne que l'abrégé :

Un homme de 70 ans, opéré de la cataracte, saigné largement et mis à la diète, est pris d'une attaque d'apoplexie avec paralysie du côté droit, bégaiement, délire. On donne des aliments. Dès le soir, amélioration qui survint rapidement. (Observation de Pamard, d'Avignon.)

je n'ai pas fait intervenir la congestion cérébrale. Rien dans l'histoire de mes malades ne m'y autorisait. D'ailleurs, l'opinion des auteurs qui ont vu dans la congestion seule une cause d'hémiplégie n'est pas suffisamment établie, et il me serait facile de faire la critique des observations sur lesquelles elle se fonde.

En somme, une action réflexe et une ischémie produite par une ou plusieurs des causes que nous avons indiquées (athérome, caillots, etc.), telles sont les deux influences qui nous semblent pouvoir expliquer les accidents hémiplégiques de la pneumonie des vieillards. Quelle est la part de la première? Il est difficile de le dire; mais nous sommes porté à croire qu'elle n'agit pas nécessairement dans tous les cas. Le groupe des *hémiplégies pneumoniques* se compose de faits provisoirement rapprochés, parce que la clinique y trouve un avantage : toutes sont des hémiplégies provoquées par une pneumonie et indépendantes d'une altération grossière de l'encéphale; mais, parmi elles, on peut déjà, au point de vue de la pathogénie, saisir de grandes différences : il y avait, pour prendre un seul exemple, dans notre observation première, une cause évidente d'ischémie.

Que dans ce cas le caillot eût continué à s'accroître, qu'il eût oblitéré complétement le vaisseau, il se serait sans aucun doute fait un ramollissement. De nos trois observations, c'est la plus facile à interpréter. Elle est comme le chaînon qui lie l'hémiplégie sans lésions matérielles grossières aux hémiplégies organiques. Dans l'observation suivante, le ramollissement n'a pas commencé à se produire au moment où s'est montrée la paralysie du membre supérieur droit; car elle a disparu *complétement* pendant deux jours. La guérison momentanée prouve que l'ischémie n'était pas absolue. Si la mort était arrivée avant le développement du ramollissement, ne devait-on pas croire à une hémiplégie pneumonique?

Observation IV (1).

Pneumonie lobaire double. — Faiblesse passagère du membre supérieur droit. — Hémiplégie droite avec flaccidité, déviation de la tête et des yeux à droite, puis déviation de la tête à gauche. — Autopsie : ramollissement du côté gauche de la protubérance.

M. Mor..., âgée de 70 ans, entre, le 23 avril 1867, à l'infirmerie de la Salpêtrière (service de M. Charcot). Elle ne mange pas depuis deux jours, et on s'est aperçu qu'elle ne pouvait se servir du membre supérieur droit.

Actuellement la malade est dans un état de stupeur et de somnolence dont on a beaucoup de peine à la tirer. Elle paraît avoir un point de côté à droite. La langue est sèche; la peau chaude partout; le pouls à 96; la température des deux aisselles est : 38°,5 c. L'auscultation est très-difficile parce que la malade ne respire pas; cependant on entend des râles crépitants dans l'aisselle droite. Il n'y a pas, entre les membres du côté droit et ceux du coté gauche, de différence appréciable quant à l'état de la motilité, de la sensibilité et de la température. — Lavement purgatif.

Le soir. — L'état est le même sauf que la chaleur de la peau est plus grande. Le membre inférieur droit paraît

(1) Cette observation se trouve très-abrégée dans la thèse de mon ami M. Prévost : De la Déviation conjuguée, etc. ; Paris, 1868, p. 62.

plus chaud que le gauche. La température des deux aisselles est : 39°. T. R. : 39°,7.

24 matin. — L'expression de la face est altérée; le teint est jaune, la langue sèche; mêmes symptômes stéthoscopiques qu'hier. Le pouls est à 100, irrégulier. La peau chaude, le membre inférieur droit toujours plus chaud que le gauche. La température de l'une des aisselles est 39°. T. R. : 39°,7.

Le soir. — Même état, sauf que le membre supérieur droit, pour la première fois, est plus chaud que le gauche. La température des deux aisselles montre une différence très-marquée; à droite, 39°,7 ; à gauche, 39°,5. TR. 39°,8. Le pouls est à 108.

25 matin.— La face est jaune comme hier, les yeux sont demi-clos; ils regardent à droite; la face est aussi dirigée à droite sans raideur notable du cou. Le buccinateur du côté droit est paralysé. La malade répond aux questions; mais la parole est embarrassée.

Le membre supérieur droit, pour la première fois, retombe inerte quand on l'abandonne, il en est de même pour le membre inférieur droit, tandis que le malade peut soulever les membres du côté gauche. La sensibilité est conservée partout. La respiration est à 44. Matité au sommet du poumon droit; souffle bronchique et râles dans l'aisselle et en arrière dans toute la hauteur. TR : 39°, 5. T. axillaire : à droite 39°,2; à gauche 38°,9.

Le soir. L'état est exactement le même; la température axillaire toutefois est moins élevée; à droite 38°,2; à gauche 38. T. R. 39°,4. Le pouls à 108 présente une intermittence après deux pulsations.

26 matin. — Aujourd'hui la peau présente une coloration ictérique très-accusée. Même état de la paralysie qu'hier. T. axillaire : à droite 38°; à gauche 37°,6. T. R. 39°, 1, Pouls à 96. Les yeux regardent toujours à droite; mais la face est maitenant dirigée du côté gauche.

Le soir. — La malade ne peut plus parler, la paralysie faciale a augmenté; même déviation de la tête à gauche et des yeux à droite avec nystagmus. Pouls à 112, irrégulier comme hier. T. R.; 40°. T. axillaire à droite et à gauche A. 39°,4. Respiration à 52, non bruyante.

27 matin. — Agonie. Résolution générale des membres; râle laryngo-trachéal; chaleur générale de la peau dont la coloration est plus prononcée qu'hier. T. R. : 40°,5. T. des deux aisselles : 39°,8. Petite eschare sur la fesse droite.

Mort à midi.

Autopsie. — *Poumons* : hépatisation rouge du lobe supérieur et d'une partie du bord postérieur du poumon droit, et du bord postérieur du poumon gauche.

Le cœur est sain; il pèse 320 gr.; ses cavités, ses orifices et ses parois sont à l'état normal. L'aorte est athéromateuse. Les reins sont un peu mous et paraissent atteints à un faible degré de néphrite parenchymateuse.

Le foie, la rate et le tube digestif sont sains. Les méninges ne présentent rien d'anormal. Les artères de la base de l'encéphale sont notablement athéromateuses. Sur le tronc basilaire existe du côté gauche une dilatation latérale (anévrysme vrai, cratériforme) dont le volume atteint celui d'un pois. Cet anévrysme ne paraît pas comprimer d'une manière notable le tissu nerveux sous-jacent.

Une coupe transversale de la protubérance permet de reconnaître dans l'étage moyen du côté gauche et à peu près au niveau de l'anévrysme un foyer de ramollissement irrégulier, dont les diffluents diamètres ont de 6 à 8 ou 9 millimètres de longueur. Le tissu nerveux est simplement ramolli, presque diffluent, mais la coloration n'est pas modifiée. A l'examen microscopique, on reconnaît que les capillaires sont entourés de nombreuses granulations et gouttelettes graisseuses. On constate de plus l'existence de trois anévrysmes miliaires.

Le côté droit de la protubérance a paru sain.

Des coupes multipliées des deux hémisphères ont fait constater un état criblé étendu à la substance blanche du centre ovale.

§ III. — DIAGNOSTIC, PRONOSTIC, TRAITEMENT.

Le diagnostic est toujours difficile ; parfois il est impossible. Nous examinerons d'abord le cas le plus simple :

Si le médecin assiste à l'évolution d'une pneumonie et que des accidents plus ou moins semblables à ceux qui existaient dans l'observation I se développent lentement sous ses yeux, il pourra soupçonner une hémiplégie pneumonique. L'antériorité de la pneumonie est certaine. Le seul point douteux est celui de savoir si l'hémiplégie est le résultat d'un ramollissement effectué. L'alternance, dans les membres du côté malade, d'un excès de chaleur et d'une algidité bien prononcée porterait (pourvu qu'on tînt compte des remarques qui suivent l'observation II) à rejeter l'existence d'un ramollissement déjà accompli.

Si l'hémiplégie est survenue brusquement, aussitôt ou peu de temps après le début de la pneumonie, celle-ci peut-être méconnue. Les signes physiques peuvent faire défaut, alors même que l'examen du thorax a été attentif. Dans ce cas, la thermométrie peut faire éviter l'erreur. On sait en effet, depuis les travaux de M. Charcot, que, dans les quelques heures qui suivent le début d'une attaque d'apoplexie causée par une hémorrhagie ou par une oblitération vasculaire, la température centrale est normale ou abaissée. Si donc, on trouve dans le cas que nous supposons une température fébrile, il faut soupçonner une pneumonie dont les signes physiques ne pourront se dérober longtemps à une exploration patiente; et comme il faut plus de quelques heures pour le développement d'une pneumonie secondaire d'une affection cérébrale, on devra admettre qu'elle est primitive. Dès lors on aura des probabilités pour supposer une hémiplégie pneumonique, mais seulement des probabilités, car des apoplexies organiques (hémorrhagie, etc.) peuvent se produire dans le cours d'une pneumonie. M. Cruveilhier a autrefois appelé l'attention sur les faits de ce genre.

Je n'ai rien à dire du pronostic, sinon qu'il est des plus graves ; la plupart des malades succombent. On comprend qu'il en soit ainsi; car, de même que le pronostic d'une hémorrhagie cérébrale est rendu presque nécessairement fatal par le développement d'une pneumonie secondaire, de même, l'état cérébral qui vient compliquer une pneumonie contribue à mettre le malade hors d'état de résister. Chacune des deux affections contribue pour sa part à précipiter le dénouement.

Ce fâcheux résultat n'est pas de nature à encourager beaucoup les tentatives thérapeutiques. Cependant tout en reconnaissant en fin de compte son impuissance, le médecin ne doit pas rester inactif, et son intervention d'ailleurs est loin d'être inutile. Je crois même qu'il y a lieu d'espérer qu'une connaissance plus complète de la nature des accidents pourra mener à une thérapeutique relativement efficace.

Notre impuissance, en effet, ne provient pas seulement de la gravité de l'association des deux affections, du peu de résistance de l'organisme du malade, etc., elle résulte aussi de l'ignorance où nous sommes, dans un cas donné, de la pathogénie des accidents. Est-ce une influence réflexe qui domine, ou bien est-ce une ischémie provenant d'athérome et de caillots ? Sommes-nous en présence d'un ramollissement qui commence ? Est-ce déjà effectué ? Or, il nous est impossible de répondre avec quelque précision à ces demandes, et tant que nous ne serons pas plus instruits, notre thérapeutique sera forcément incertaine. En l'absence de notions exactes sur l'état local de l'encéphale, il faudra tirer surtout ses indications de l'état général et administrer en conséquence les toniques et les excitants diffusibles. Des révulsifs (vésicatoires) seront appliqués à la nuque.

A. PARENT, imprimeur de la Faculté de Médecine, rue M le-Prince, 31.

www.ingramcontent.com/pod-product-compliance
Ingram Content Group UK Ltd.
Pitfield, Milton Keynes, MK11 3LW, UK
UKHW020948220726
13924UKWH00002B/571

9 782019 286453